MI REIKI

Una Crítica a Sanación por Reiki

César Ítalo von Marttens

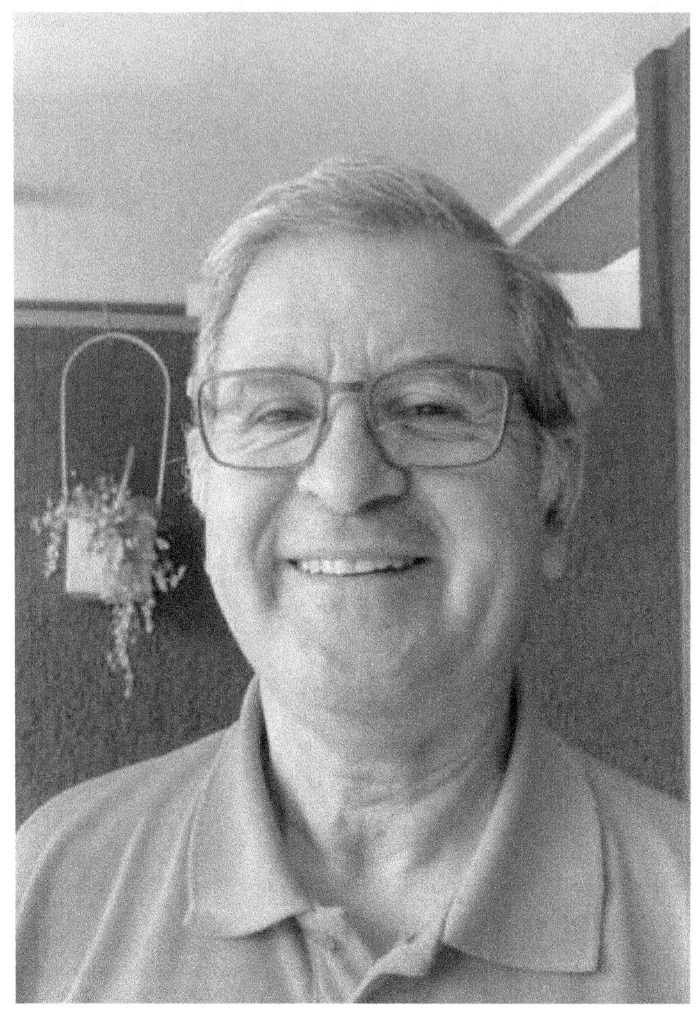

César Ítalo von Marttens Carreño.

MI REIKI.

Crítica a la Sanación por Reiki.

César Ítalo von Marttens Carreño.

1ra. Edición, dicembre 2022.
Santiago de Chile.

DEDICATORIA

Esta obra es el fruto de largas horas restadas a mi convivencia familiar; así Jesica y nuestros hijos debieron soportar mis silencios y distracciones, mientras las ideas rondaban en mis pensamientos. Fueron muchos momentos donde pude haberles fallado en lo que esperaban de mí.

Espero que, con esta confesión, ellos sepan comprender mi trabajo de hormiga y que ahora, este libro se abra al resto del mundo, ese que espera una reflexión distinta a cuanto nos acontece.

Un abrazo de gratitud a quienes me soportaron.

Sea Dios bendito por siempre…

… y nos regale la paz que tanto anhelamos.

C. Ítalo von Marttens C.

INTRODUCCIÓN

¿Cómo mantenerse sano, entendiendo la salud como está definida por la OMS, en este agitado tiempo que nos toca vivir? ... («La salud es un estado de completo bienestar físico, mental y social, y no solamente la ausencia de afecciones o enfermedades» OMS 1946)

La experiencia dolorosa de la enfermedad se suma a tantas y diversas realidades que se alejan, además de ese bienestar mental y social. La actualidad, en tanto, se ve amenazada por la violencia extrema y el horror de la bomba atómica que, en manos de extremistas, no dista mucho de llegar a ser realidad, como para tener al mundo al borde de su destrucción total, si es que antes la humanidad no sucumbe, por los desastres causados por el calentamiento global.

La imaginación se llena de violencia, sexismo, guerras, extremismos suicidas y exterminios fatales de la humanidad o de mundos fantásticos paralelos, apoderándose de las pantallas de videos y salas de esparcimiento, todo ello, al compás de la espera de un triunfo sobre el virus SARS-COV II y sus mutaciones, que han llegado a alterar las sociedades y sus resortes políticos para enfrentar la pandemia.

Las potencias mundiales intentan unir sus diferencias para hacer frente a estas realidades, mientras las verdaderas guerras, inequidades, injusticias, desastres naturales, terrorismo, mafias y sectas desquiciadas se propagan silenciosas, para apropiarse de las economías, que parecieran gobernar, más allá de los políticos y los gobiernos de turno.

La salud, en el entendido del bienestar, no solo como la ausencia de enfermedad, parece entonces casi una utopía. Cuando la enfermedad o el dolor parecen intratables, o cuando la realidad de la violencia se interpone a la vida, se comienza a recurrir a cualquier otra alternativa a lo que ya no ha funcionado, y aparecen otros aspectos de la realidad, donde lo que está más allá de lo físico cobra un nuevo valor, lo espiritual y lo metafísico.

Al reflexionar en lo que ha sido Reiki para mí, en la búsqueda de salud, me ataca la incertidumbre... Pienso que Reiki podría ser parte de ese proceso energético que me dicen sintonizará mi vida con la energía del universo...

Escogí por profesión ser kinesiólogo y dedicarme a la rehabilitación y así, en el mundo de la medicina occidental, formado en las ciencias exactas, donde todo debe ser demostrado estadísticamente, veo que la subjetividad del Reiki u otras formas de terapias o "naturo-terapias", entre muchas más, son escasas las que logran ser aceptadas y sobrevivir al escepticismo de los médicos y las sociedades científicas, que ensalzan las bondades de la medicina basada en la evidencia.

En otro lado de la medicina, desde la vertiente de los psicólogos y psiquiatras, las enfermedades psicosomáticas abren una vertiente distinta, donde equilibran sus posturas ante la complejidad de la mente y el comportamiento humano, gracias al apoyo del ciberespacio, su conocimiento va creciendo y sorprenden, con ingentes adelantos y procesos, a una realidad jamás antes imaginada, conocimientos obtenidos gracias a los metaanálisis de tantos y diversos estudios, donde resulta casi imposible estar al día, ante el vertiginoso acúmulo de datos, que nublan la capacidad de asombro; y algunos de ellos también recurren a Reiki para tratar a sus pacientes.

Por otro lado, la sabiduría al oriente de la humanidad, muchos siglos antes que en occidente, ofrece un conocimiento ancestral, tan rico en conocimiento y explicaciones de la realidad, en donde se abrazan el alma y la mente, el espíritu y la materia, explicando desde diversas ópticas religioso – filosóficas, en una sabiduría que explica la realidad de forma tan distinta a la del occidente.

Desde una mirada de la medicina oriental se afirma que el qi (energía vital del cuerpo) fluye a lo largo de meridianos (canales) del cuerpo y mantiene en equilibrio la salud espiritual, emocional, mental y física de una persona, tratando de recuperar el equilibrio del cuerpo y la armonía entre las fuerzas naturales opuestas del ying y el yang, que pueden bloquear el qi y causar enfermedad...

Allí encaja Reiki, como esa energía que recupera el equilibrio al cuerpo, la mente o el espíritu, recurriendo a la energía vital que se canaliza entre las manos del terapista y el paciente, aparentemente respetando el credo religioso, postura política o modo de pensar del receptor, sólo si él mismo lo acepta. Este simple principio es el que atrae poderosamente a muchos en occidente, a riesgo de apostasía de las propias convicciones...

Esto es lo que ataca mis certidumbres: ¿Cómo lograr un balance entre mi juicio de realidad, lo pragmático y lo etéreo, más allá de lo que no logran ver mis ojos, o por medio de instrumentos, más allá de lo palpable, más allá de radiaciones, fuerzas magnéticas, es decir, lo metafísico?

Yo creo en DIOS, el Padre, Hijo y Espíritu Santo que nos reveló

Jesús, nacido de una mujer virgen, María, es Jesús el Mesías esperado por los judíos, el Hijo de Dios, quien realizó muchas sanaciones y milagros venciendo la enfermedad, él es el Cristo que derramó su sangre en una cruz, como un criminal, entre dos ladrones y que victorioso venció a la temida muerte con su gloriosa resurrección, volviendo a la vida al tercer día de haber fallecido...

Pero esta Fe, seguridad, hoy se pone en juego al introducirse en las corrientes gnósticas que han ido permeando la sociedad occidental, que tanto le cuesta aceptar el Evangelio de Jesucristo y su Iglesia; además si es la Iglesia Católica, aquella que ha dado muestras de sucumbir en las redes del anticlericalismo, lamentablemente aprovechadas por el testimonio deplorable de sacerdotes pedófilos y otras acciones de sus autoridades católicas que le han desprestigiado en forma escandalosa.

Así entonces, ser católico hoy es un doble desafío: ser testigo del resucitado y ser a la vez miembro de esa Iglesia, dignos de un bautismo que va contra la corriente del mundo "moderno".

ANTECEDENTES DE REIKI

Reiki proviene de palabras japonesas Rei (霊: "espíritu, milagroso, divino") y Ki (気; qi : "energía vital, la respiración de la vida, la conciencia"); entonces reiki se entiende como una terapia que tiene un origen espiritual y se basa en la transmisión de energía vital, a través de las manos, con el objeto de restablecer el equilibrio físico, mental y espiritual del receptor.

Aunque esta forma de terapia, para obtener bienestar usando las manos, se describiría en unos antiguos escritos tibetanos, esta técnica de recuperación corporal quedó en el olvido y se atribuye al japonés, Mikao Usui.

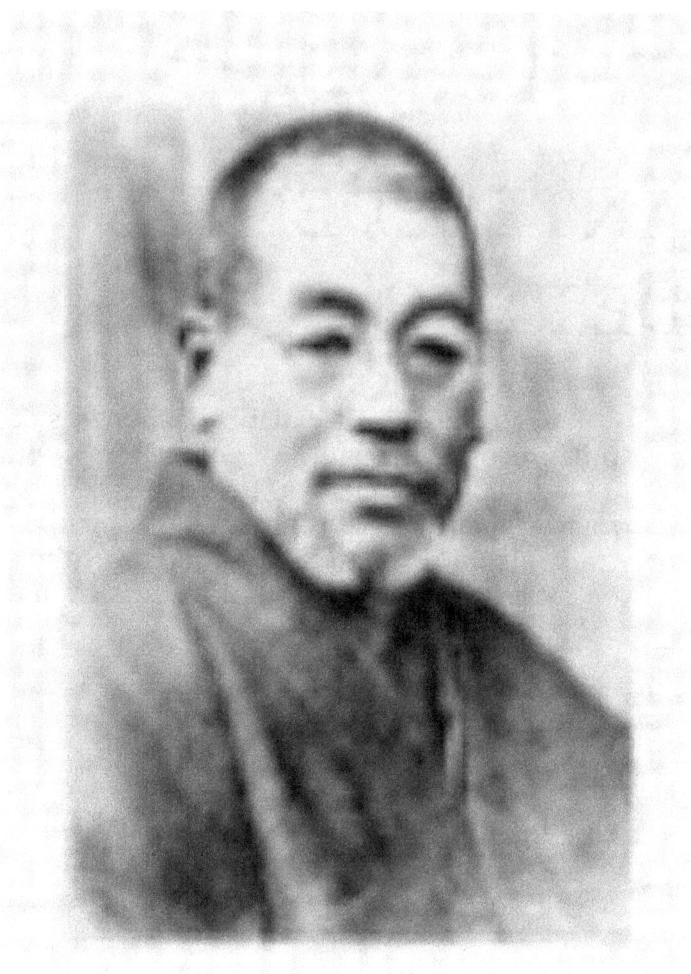

MIKAO USUI

De los datos biográficos que se pueden encontrar, según la inscripción ubicada en la lápida de su tumba, situada en el templo Saiho ji de Kioto, Mikao Usui, nació el 15 de agosto de 1865 en la villa d e Taniai, distrito de Yamagata y prefectura de Gifu (Japón). El nombre de su padre era Taneuji y su apellido materno era Kawa.

Mikao Usui era budista y tuvo una formación samurái, en la fuerte tradición japonesa. M. Usui falleció el 9 de marzo de 1926, tras un accidente cerebro vascular.

El re-descubrimiento del Reiki, se fecha en marzo de 1922, mientras Mikao Usui cumplía un ayuno, buscando la iluminación, en la montaña sagrada de Kurama (ubicada al norte de Kioto) donde ocurrió que, en el día veintiuno de ayuno, una forma de energía entró en él y tuvo la revelación de que el universo habitaba dentro de su ser, alcanzando el "Satori" (iluminación), obteniendo el conocimiento del significado de distintos símbolos para poder sanar, mediante la imposición de las manos. Como sensei budista Mikao Usui, para enseñar esta práctica de sanación, en abril de 1922 funda una escuela, la Usui Reiki Ryoho Gakkai, que se convierte en la escuela del Reiki tradicional, donde él comenzó con las ceremonias de iniciación para los practicantes de Reiki.

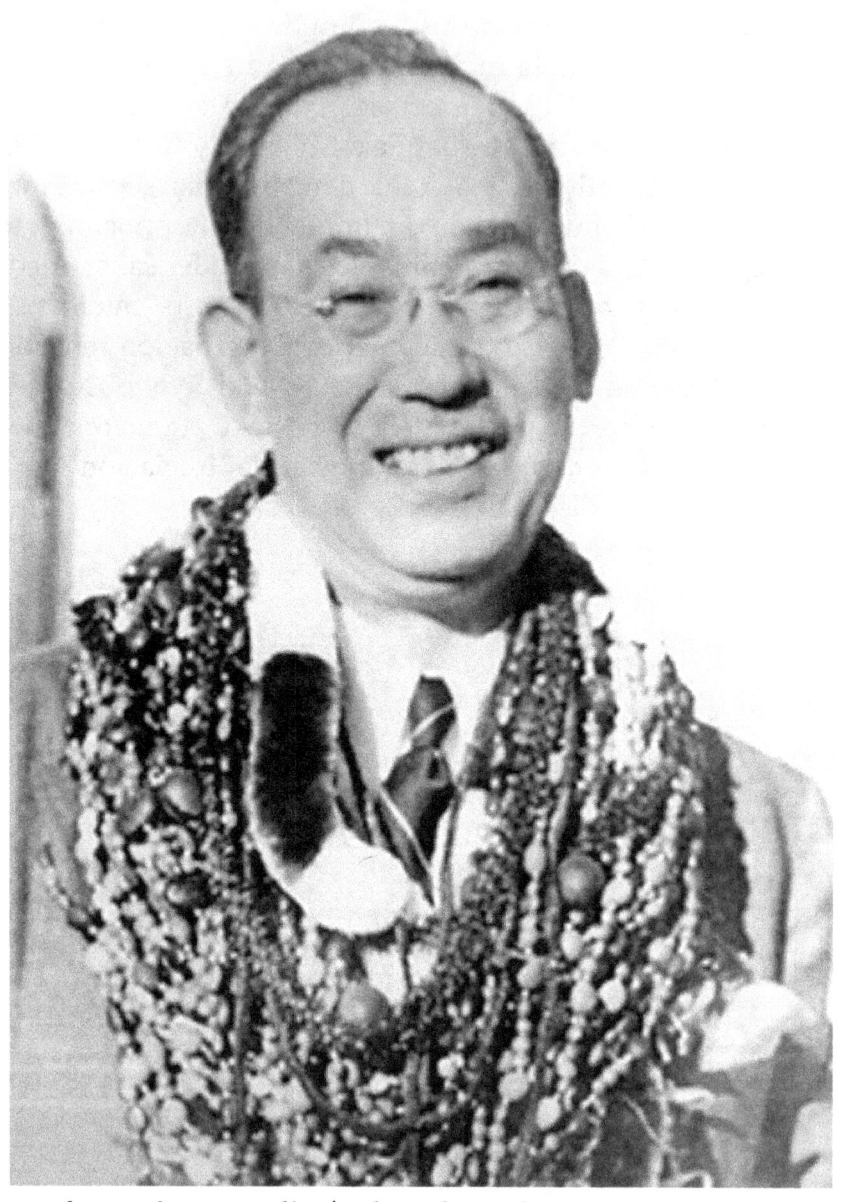

De los primeros discípulos de Mikao Usui, destaca un médico naval japonés, **Chūjirō Hayashi**, a quien se debe la organización y sistema en que se aplicaría el Reiki. Más tarde a la muerte de Usui él fundó la Hayashi Reiki Kenkyu-kai en 1927 y estableciendo sus propias técnicas de Reiki.

Entre sus pacientes y alumnos estaba la Sra. **Hawayo Takata**, americana residente en Hawai, quien fue iniciada en la maestría por Hayashi en 1938, y más tarde ella llevó el Reiki a los Estados Unidos de América, dando así el inicio del Reiki como le conocemos en Occidente.

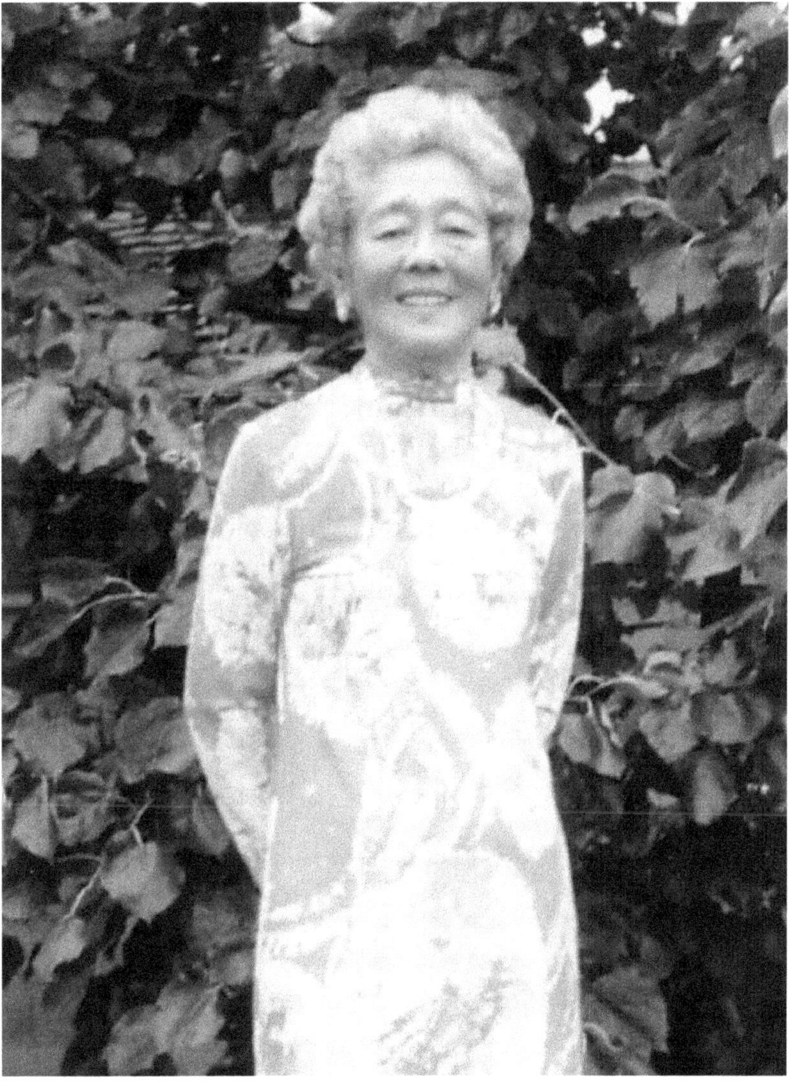

HAWAYO TAKATA

Así se desarrolló el llamado el linaje Usui-Hayashi-Takata, que es considerado como el principio de la tradición occidental de Reiki.

Han surgido muy diversas "corrientes o linajes" Reiki, de acuerdo con las distintas tradiciones donde se han formado los terapistas que aplican el Reiki, es decir cuál es la sucesión de Maestros, hasta llegar a Mikao Usui; así tenemos que luego de la segunda guerra mundial, Reiki siguió desarrollándose en el mismo Japón y en resto del mundo, encontrándose diversas modalidades:

1. <u>Reiki en Japón</u>:

   - Usui Reiki Ryouhou Gakkai, La Escuela del Sistema de Sanación Reiki Usui.
   - .Human&Trust Kenkyuusho Reidou Reiki. (fundado por Fuminori Aoki).
   - Gendai Riki Healing: La asociación Reiki Gendai, una nueva asociación creada por Hiroshi Doi.
   - Koomyoo Reiki kai, Asociación Komyo Reiki. Fue fundada por el maestro Hyakuten Inamoto.
   - Jikiden Reiki Kenkyuukai: Instituto Reiki Jikiden.

2. <u>Escuelas de Reiki en Occidente</u>:

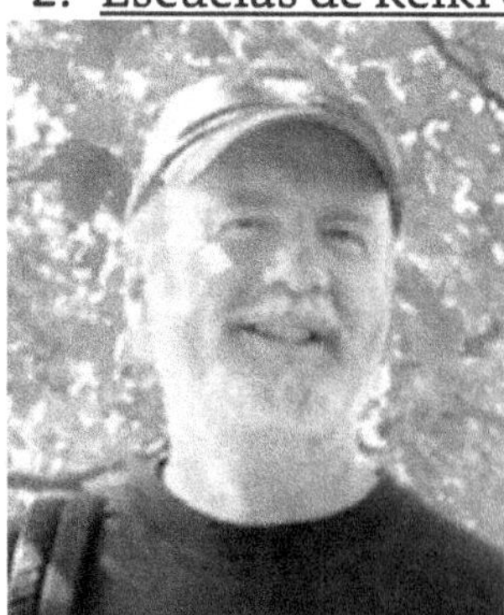

(1). Reiki Usui Tibetano: es una de las escuelas más conocidos en España y Europa. Sus prácticas son similares a las de Takata con algún añadido más. Su fundador fue el profesor **William L. Rand.**

(2). Reiki Usui Shiki Ryōhō: Sus miembros se agrupan en la asociación conocida como The Reiki Alliance (1982).

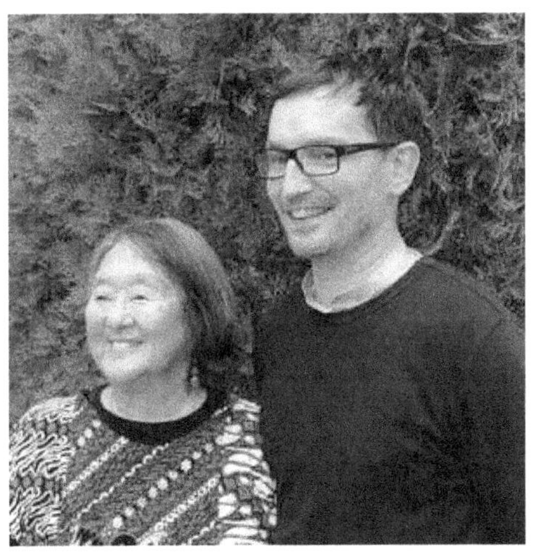

The Reiki Alliance se formó luego de la muerte de Hawayo Takata y siguieron sus enseñanzas, reconociendo en Phillis Lei Furomoto (nieta de Hawayo Takata) como la sucesora natural de Takata y Gran maestra en el linaje Reiki hacia el occidente. A la muerte de Phillis Lei le sucede en la actualidad Johannes Reindl

(3) Reiki Karuna. Esta técnica se inició por William L. Rand y otros maestros en América, con la intención de profundizar más en la formación de Reiki Usui Shiki y de Reiki Usui Tibetano.

3. <u>Otras escuelas de Reiki</u>:
Reiki Combat, Bioreiki, Reiki Egipcio (o Seichim), Reiki Celta, Reiki Kundalini, Reiki Shambala, Reiki Heiwa to Ai, Reiki Angélico, Reiki Tera Mai, Reiki Zen, Reiki del Arco Iris, Okuna Reiki.

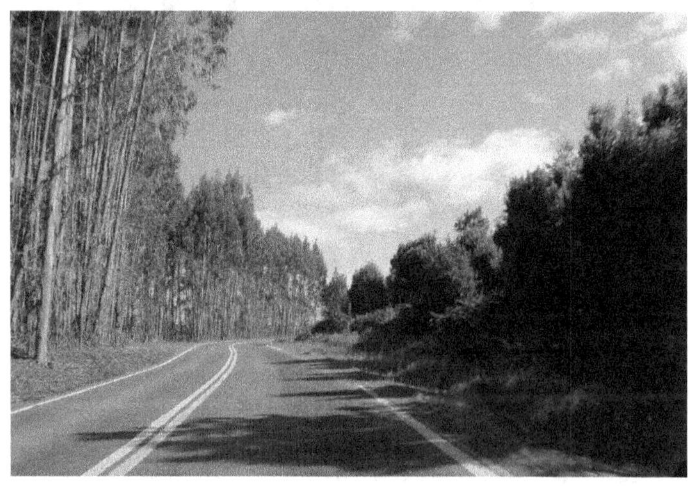

MI HISTORIA.

Conocí Reiki de una forma casual. Mi esposa Jesica hizo el curso niveI I de Reiki y llegó muy contenta y emocionada a practicar conmigo esa terapia; impuso sus manos sobre mi cuerpo y sentí un calorcito muy especial. Eso despertó mi curiosidad y quise saber más de esto del Reiki y no encontrando mayores explicaciones, esta experiencia quedó entre las anécdotas de nuestra vida.

Unos años después, mi hermana Gretel se enfermó gravemente, con un cáncer gástrico muy avanzado y ya fuera de alcance médico, sólo le ofrecieron un manejo paliativo y eso fue una vivencia muy dura para nosotros, como familia. Entonces Jesica nos propuso que le hicieran Reiki a Gretel, a lo que accedimos llenos de confianza, ya que mi hermanita sufría de muchos dolores y cualquier cosa que le ayudara, era bienvenida. El día que le harían Reiki a Gretel, yo estaba muy ansioso y preocupado esperando que llegaran a hacerle esa terapia para mi hermana, quien sufría mucho en cama. Mi ansiedad se hizo mayor cuando veía que nadie llegaba. Jesica me dijo: "Tranquilo… le van a hacer Reiki a distancia" y yo quedé perplejo. Al rato después, Gretel se despertó y se puso a conversar con nosotros. Jesica me hizo ver que Gretel estaba mejor, porque estaba recibiendo el Reiki… Yo no pude creer que eso fuera así; pensaba que era efecto de los remedios que poco antes le habían dado. Sin embargo, esto se repitió en varias otras oportunidades, sin que coincidiera con los medicamentos. Yo no entendía nada.

La enfermedad siguió su curso y un día en que estábamos con mis hermanos y mis padres, acompañando a Gretel, ella finalmente falleció. Sabía que a esa hora le estaban haciendo Reiki, entonces llamé a Lucy, para avisarle que mi hermanita ya había partido. Cuál fue mi gran sorpresa, cuando Lucy me dice que lo sabía y me describió tal cual habían sido las cosas, que Gretel se había ido en paz y en medio de la compañía de todos nosotros. No podía dar crédito a todo lo que me decía.

Desde ese día me interesé mucho más en conocer qué era Reiki y meses después, yo mismo me convertía en un terapeuta Reiki, comprobando personalmente esta terapia holística aplicada con un simple toque de mis manos sobre las personas que lo necesitaban, funcionaba de forma inexplicable, e inicié un largo camino en la especial aventura de experimentar el Reiki en mi vida.

En mi calidad de profesional kinesiólogo, esta experiencia de aplicar el Reiki a mis pacientes me hizo testigo de muchas historias, desde entonces yo deseaba contar mis experiencias en un libro, que al final se ha hecho realidad en estas páginas y espero que ustedes puedan disfrutar conmigo, en unas reflexiones para desentrañar lo que es el Reiki entre nosotros.

Esta es la principal intención que me lleva a compartir este libro con ustedes: les invito a recorrer juntos una forma distinta de valorar lo que es Reiki, en esta búsqueda del bienestar que todos deseamos, esa dicha o la alegría de vivir y donde experimentamos juntos la aventura de existir en el mundo que nos toca vivir.

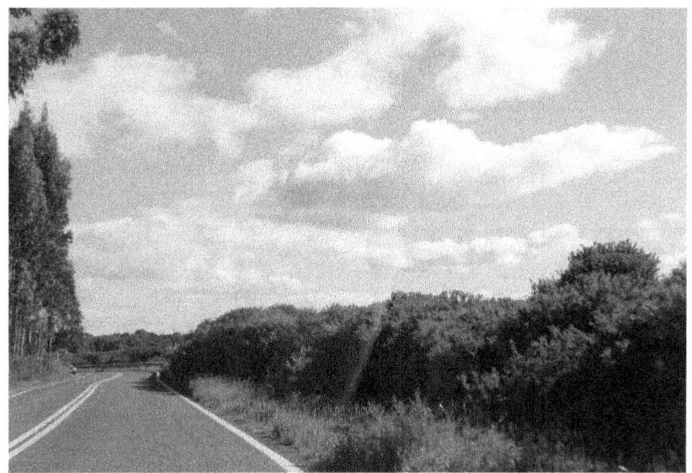

REIKI COMO FILOSOFIA DE VIDA

En la forma de entender la vida, desde la mirada oriental, la comprensión del universo es mirarlo como un continuo donde fluyen energías, entre el Yin y el Yang, entendido esto como un principio filosófico y religioso, que explica la existencia de dos fuerzas opuestas pero complementarias que son esenciales en el universo: el Yin, asociado a lo femenino, la oscuridad, la pasividad y la tierra; y el Yang, vinculado a lo masculino, la luz, lo activo y el cielo, en armonía.

La manera de comprender la vida, desde la cultura oriental, en contraposición a nuestra mirada científico-occidental, me resulta difícil de entender, dada mi pertenencia en esta cultura nuestra, tan arraigada a la lógica científico-tecnológica, donde la realidad del amor y el espíritu parecieran no tener cabida, ya que no se pueden medir.

En este terreno, Reiki impresiona con una sencillez, en una concepción holística de la realidad como un todo, que es distinta a la suma de las partes que lo componen, el Reiki, presenta en sí mismo una inmensa distancia con el conocimiento científico. Esto insisto, dado por el aspecto espiritual que involucra y obviamente escapa a la objetividad de los números; con ello, son otros aspectos los que explican su existencia, es la certeza de la propia creencia o filosofía que desentraña la realidad.

¿Cómo medir creencias, fe o lo que está más allá de lo palpable?

Reiki se desarrolla en esos parámetros, así se explica todo esto, dependiendo del prisma con que se le mire.

Mikao Usui realizaba sus primeras terapias en forma gratuita, pero sucedió una vez, que al volver a encontrarse con una de las primeras personas a la que había tratado, se sorprendió al ver que esta persona estaba en la calle mendigando, al conversar con él comprendió que sólo le había solucionado parte de su malestar, sin llegar a la totalidad de la persona, entonces desde ese momento, decidió procurar no solo curar el cuerpo, sino también atender el crecimiento espiritual de la persona; de ahí es que Mikao Usui comenzó a procurar una mirada más integral, estableciendo los cinco principios Reiki, inspirados en los poemas del emperador Meijí, que se expresan como sigue:

Principios Reiki.
- Sólo por hoy: No te enfades *(Ikaruna)*
- Sólo por hoy: No te preocupes *(Shin Pai Suna)*
- Sólo por hoy, Sé agradecido *(Kan Sha Shite)*
- Trabaja diligente y honradamente *(Gyô-o Hagame)*
- Sé amable con todos los seres
(Hito ni Shinsetsu ni)

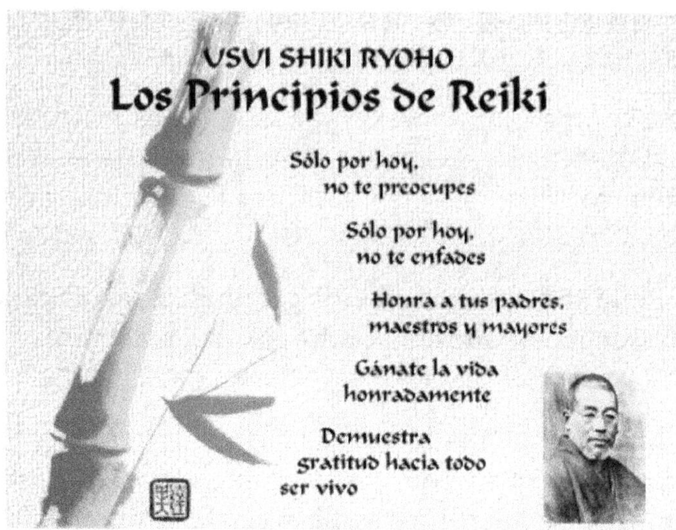

stos preceptos debían ser recitados dos veces al día y orientar el camino de desarrollo y crecimiento en quienes practican Reiki como terapeutas. Yo mismo fui asimilando esta práctica en la línea de la The Reiki Alliance y llegó un día en que fui admitido al tercer nivel de Reiki para convertirme en un maestro en la tradición Usui… y acepté esta filosofía de vida, con un mucha alegría y optimismo.

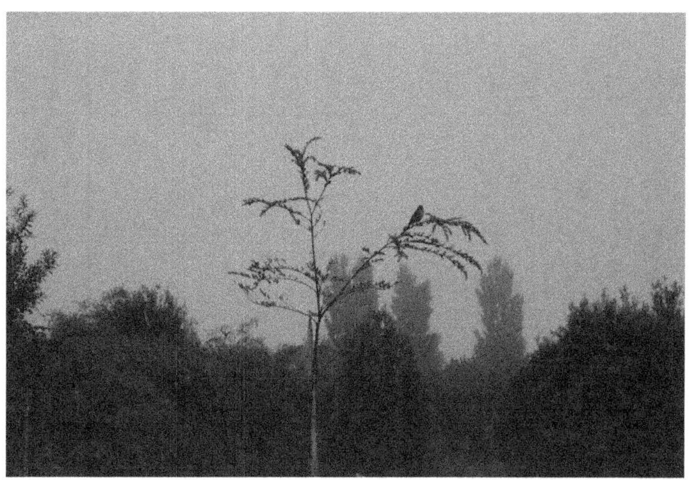

SESIÓN DE REIKI

A quienes se inician como terapeutas de Reiki, se les invita a realizarse diariamente una aplicación de Reiki a sí mismo, lo cual lo prepara para ser un mejor canal de energía para otros.

Una sesión de Reiki se desarrolla en un ambiente privado e idealmente éste debe ser previamente preparado, cuidando que no haya interrupciones. Aunque no es necesario, suelen combinarse con otros aditamentos o adecuaciones para favorecer un ambiente más tranquilo, por ejemplo, acompañar con música ambiental, perfumes o aromas como flores de Bach o similares.

Se sugiere una secuencia de aplicaciones, imponiendo las manos sobre el cuerpo, sin presionar, donde se recorre aproximadamente los puntos Chakra que se relacionan, en su gran mayoría, que son "Centros energéticos de transformación", por donde fluyen las energías vitales Reiki logrando armonizar y balancear adecuadamente el "cuerpo etéreo", devolviendo el bienestar perdido, debido a estos desajustes que explicarían los más distintos estados de malestar y/o enfermedad que se padece.

Cada posición de las manos se mantiene en el sitio,

tranquilas, sin hacer presión, ni realizar movimientos durante un tiempo de aproximadamente 3-5 minutos.

Posiciones para el Auto -Reiki:

1. Posiciones sobre la cabeza y cuello.

Mantener las manos sobre la cara y cubriendo los ojos; los dedos tocando sobre la frente, las palmas sobre los pómulos.

Manos sobre la cabeza, las manos descansan suavemente, con los dedos medios colocados sobre la coronilla.

Las manos ahuecadas, cubriendo las orejas, a cada lados de la cabeza, los pulgares enfrentados entre si, y los demas dedos rectos hacia arriba.

Manos por detrás de la cabeza, sobre la nuca. Los dedos rectos hacia arriba, los pulgares e índices se tocan entre si.

Manos sobre la gargante, mano izquierda encima del cuello y mano derecha debajo de la izquierda, apoyada sobre el pecho.

2. Posiciones en la parte fontal del cuerpo.

Manos a la altura del pecho (en la mujer, cubriendo los senos)

Manos debajo de los senos, los dedos se tocan al centro del pecho.

Inmediatamente, debajo de la posición anterior. Borde inferior de la manos, apoyados a la altura de la cintura. Por sobre el ombligo.

Igual a la posición anterior, dedos hacia la linea media, por debajo del ombligo.

Manos hacia la línea media, punta de los dedos pulgares e índices de cada manos se tocan y los demás dedos tocando el pubis.

3. Posiciones para las espaldas.

Las manos por detrás, sobre los músculos de loa hombros, los dedos se tocan al centro, en la línea media del propio cuerpo.

Las manos cruzadas por detrás, una por sobre el hombros y tocando el omoplato contrario. mientras la otra mano en el omoplato contrario, buscando que los dedos de ambas manos de busquen en la linea media.

Manos por detrás, a la altura de los riñones, dedos hacia la linea media.

POSTURAS DE LAS MANOS EN REIKI (CONTINUACIÓN)
Auto terapia

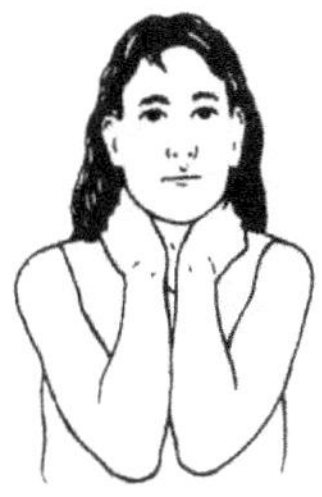

4. Sobre la garganta

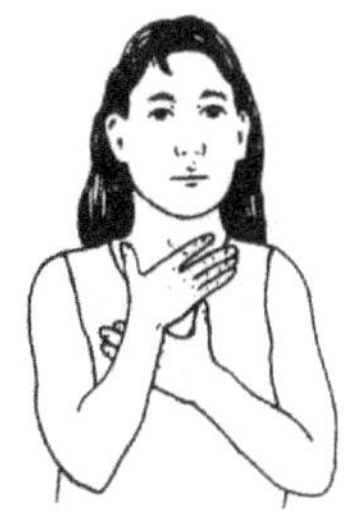

4a. Variante de la cuarta postura.

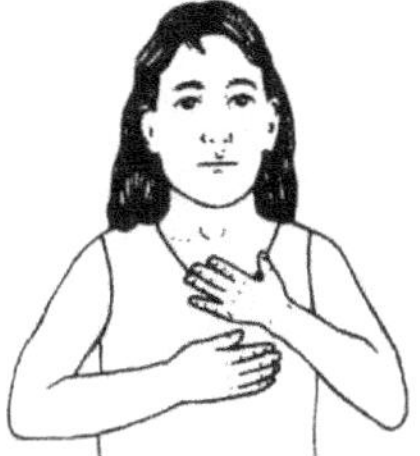

5. Sobre el corazón (esternón, sólo en auto-terapia).

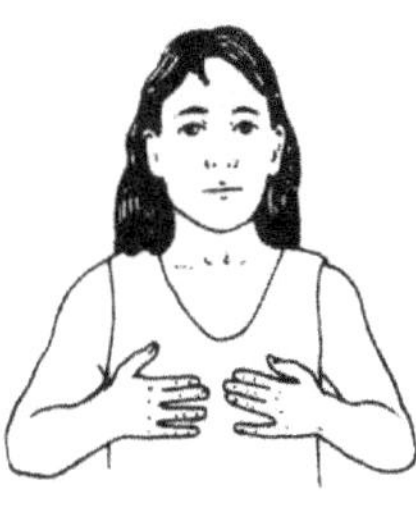

5a. Variante de la quinta postura (sólo en auto-terapia).

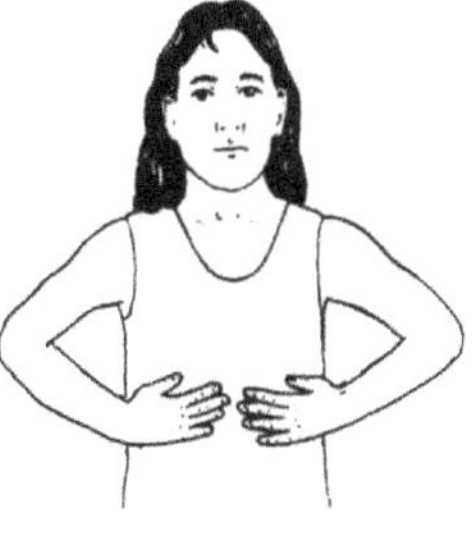

6. Sobre la parte inferior de la caja torácica.

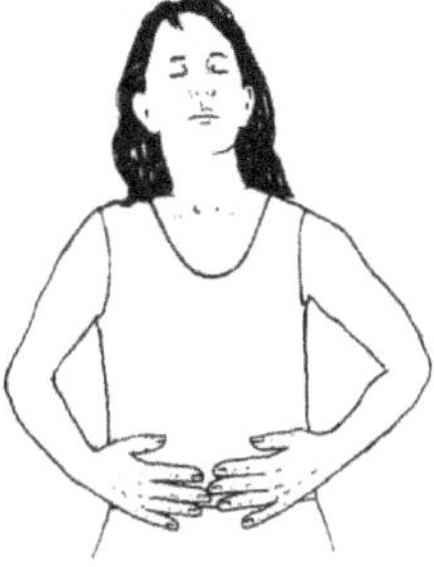

7. Sobre la parte central del abdomen.

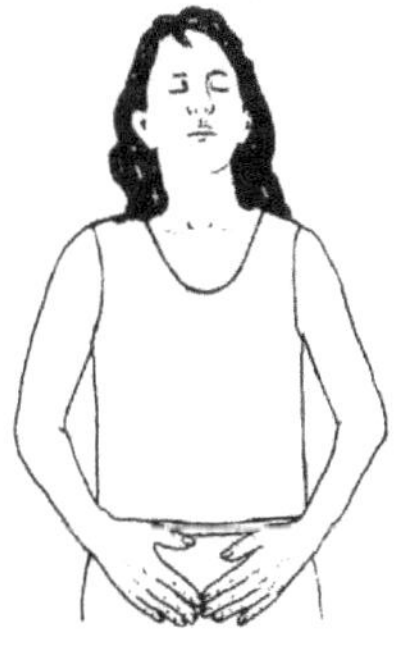

8. Sobre la pelvis y el bajo vientre.

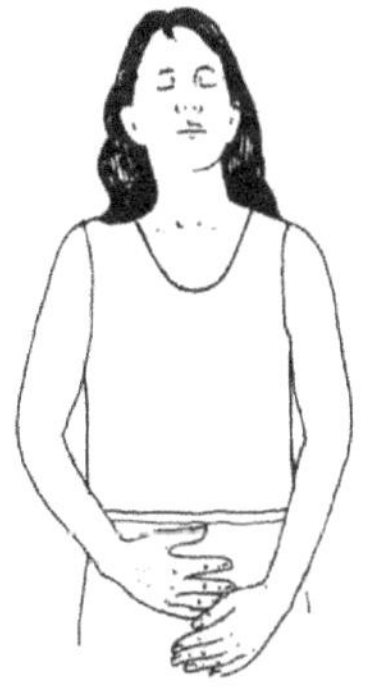

9. Manos en el centro por encima del hueso púbico (sin tocar la región genital).

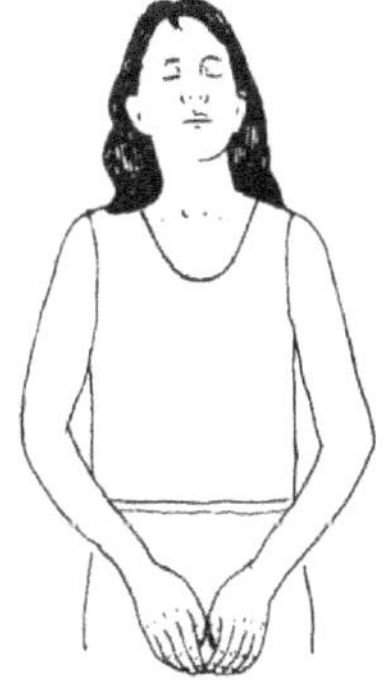

9a. Variante de la novena postura, sobre la región genital (sólo en auto-terapia).

Reiki Esencial, Diane Stein, Editorial RobinBook.

Posiciones de las manos en tratamiento a otra persona.

Al momento de aplicar Reiki a otra persona, existen diversas recomendaciones para llevar a cabo una sesión: Debe considerarse en primer lugar que el paciente deba expresar su consentimiento a someterse a esta sesión, ya que, en caso contrario, Reiki no hará efecto alguno; del mismo modo, resulta útil que haya una breve entrevista al paciente, para conocer cuáles son las inquietudes que le llevan a solicitar esta sesión. Otras cuestiones son más bien físicas, como quitar los elementos metálicos que pudieran interferir la trasmisión del flujo de energía vital, al estar en contacto con el paciente (reloj, pulseras, o similares).

Habitualmente el paciente adopta una posición cómoda, puede ser recostado o sentado, para que el paciente reciba estas distintas imposiciones de manos, con o sin contacto directo, en sitios específicos del cuerpo, siguiendo un orden semejante a las posiciones del autoreiki antes vistas.

El receptor de Reiki (paciente) puede percibir diversas sensaciones: siendo más habitual una sensación de calor local, en el lugar donde se imponen las manos; otras veces se describen sensaciones como vibraciones, frío o pesadez, entre otras. Esta es una experiencia muy personal y para alcanzar esa recuperación del bienestar que se busca, puede ser necesario completar más de una sesión y se toma una duración de 45 a 60 minutos.

Ocasionalmente se puede realizar una sesión de Reiki con la participación de dos o más reikistas, lo que suele constituir una experiencia mucho más "potente" para quien recibe la sesión, dado la suma de intervenciones, con la intensión de varias personas unidas para asistir y ayudar al paciente.

El Reiki A Distancia:

Es otra experiencia cargada de lo más extrasensorial que uno puede imaginar, esta es una vivencia que puede ser muy especial o por el contrario no suceder nada, ello es algo que puede tener muchas explicaciones, conformando parte de la "magia" del Reiki.

En efecto, el que imparte Reiki, echa mano a símbolos que le fueron impuestos y enseñados en el segundo nivel. Tales símbolos durante mucho tiempo fueron guardados con extremo celo, no permitiéndose su difusión a personas que no hubieran sido iniciadas en Reiki. Ello entraña ese aspecto de conocimiento o sabiduría esotérico, reservado sólo a unos pocos. Con el advenimiento del ciber-espacio, hoy se puede conocer dichos símbolos y cada linaje de Reiki incluso se distingue por el empleo de distintos símbolos, venidos de diversas fuentes (hindúes, chinas, egipcias, entre otras).

El Reiki a distancia es una de las cosas que más me cuesta explicar; pienso que uno se adentra en otra dimensión, en parámetros que escapan a cualquier interpretación, ya que ésta es una experiencia que parece vencer el tiempo y el espacio, expresando la realidad de una forma tan distinta a lo cotidiano, que me obliga a afirmar que Reiki debe tener otra explicación, sin palabras, así como son la bondad y el amor, que cuando existen se siente su presencia y lo cambia todo.

Previo a la sesión a distancia, es importante que se prepare esta sesión, de modo que el ambiente sea el más adecuado; el que envía Reiki, suele imaginar la presencia del paciente, mencionando su nombre o tiene una foto de éste, lo cual facilita el traspaso de Reiki, venciendo las distancias y el entorno. Al iniciar la sesión, el reikista traza los símbolos Reiki en el espacio y luego centra su atención, imaginando que tiene al paciente en su presencia, recorriendo su cuerpo, como si hiciera una sesión con el paciente ahí, presente. En el otro extremo del espacio, si es lo que el paciente requiere, me consta que la persona puede percibir la presencia de Reiki en su cuerpo (… ¡es increíble! …).

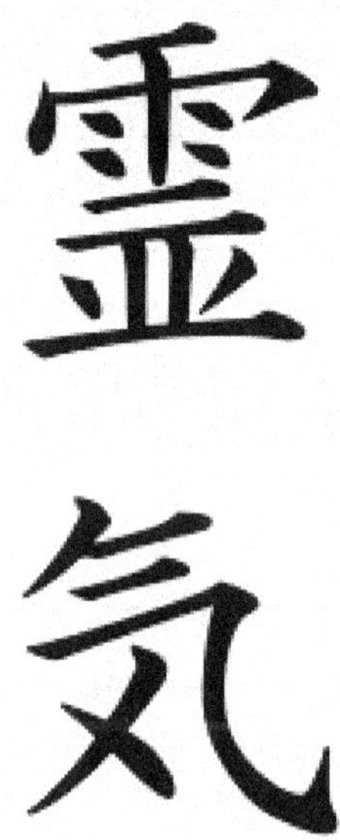

REIKI HOY.

Comprendí cómo se ha llegado a la inmensa cantidad de distintas corrientes de Reiki y verificando mi propia experiencia seguí preguntándome cómo es que "funciona" y buscando una explicación a ello, investigué en diversas publicaciones científicas donde se prueba la eficacia del Reiki.

Llegué a la conclusión de que esta técnica no es reco-nocida como una herramienta eficaz, a pesar de que en otras publicaciones se recomienda su empleo como una terapia alternativa y se afirma que Reiki es reconocida entre las terapias complementarias en la Organización Mundial de la Salud (OMS).

Sin llegar aun un reconocimiento estadísticamente significativo; encontré por ejemplo, que Reiki tendría un efecto semejante a la meditación u oración y que ayuda en el proceso de recuperación de diversos males, siempre en combinación con otras terapias ya aprobadas y, donde, por el contrario, se aconseja considerar al Reiki casi como un efecto "placebo" y que no debe reemplazar las terapias aprobadas por el mundo científico.

Estas conclusiones provocan diversas suspicacias y juicios, donde yo mismo he recibido mensajes denostables al comentar mis opiniones a través de las redes en Internet, lo que me hace sino confirmar que no existe una sola verdad, con lo cual me fui aislando hacia una postura más bien escéptica.

Al no haber un reconocimiento científico del Reiki, de estas explicaciones de la "energía cósmica" involucradas en Reiki, esas explicaciones le hacen caer en un oscurantismo que le quita validez, como terapia eficaz y segura.

Surgen preguntas como ¿Quién fiscaliza un correcto uso de Reiki?, ¿Quién acredita la idoneidad de los reikistas?... En algunos grupos de maestros de Reiki, se han formulado unos principios éticos que intentan dar mayor coherencia a la práctica del Reiki, ello es un esfuerzo encomiable, pero aún falta un mayor ordenamiento o uniformidad que haga del Reiki una disciplina que alcance un reconocimiento entre las demás formas de terapia complementaria.

Yo pienso que el conocimiento humano no puede contradecirse con los logros y certezas de la lógica que le hace superior como inteligencia, descubriendo y resolviendo los paradigmas a que se enfrenta la realidad actual, con los prodigiosos avances en la lucha contra las enfermedades; así en contraposición, las afirmaciones del "New Age" (la nueva era), donde entran las medicinas alternativas, el esoterismo, entre los que se encontraría Reiki, veo cómo se desploma Reiki ante la objetividad del conocimiento científico actual.

Al observar Reiki en las vivencias de otras personas, descubrí una tendencia que me alarmó: En esa búsqueda del bienestar se insiste con una disimulada insistencia, en el propio crecimiento espiritual, donde uno mismo es el constructor del destino, dando así cabida a las más diversas interpretaciones de la realidad, lo que explica tantas "corrientes" de Reiki, con distintas orientaciones según las inspiraciones de cada quien, donde la existencia de algún orden o jerarquía de valores no es claro y se hace cada vez más complejo alcanzar una postura equilibrada, lo que hace muy difícil el aunar criterios y certificaciones que validen los logros en el arte de curar mediante Reiki. Se sigue a los distintos maestros y cada uno ofrece aspectos que los demás desconocen.

R eiki presenta entonces un gran desafío y que es alcanzar el reconocimiento científico que lo valide, sin prejuicios.

En los lineamientos de la estrategia de la OMS para la medicina tradicional y complementaria (MTC) 2014-2023, se afirma que estos lineamientos ayudarán a las autoridades sanitarias a encontrar soluciones que propicien una visión más amplia respecto del mejoramiento de la salud y la autonomía de los pacientes".

En este documento de la OMS queda muy claro la necesidad de que se promueva el desarrollo de líneas de investigación y protocolos seguros, en la medicina tradicional y las terapias complementarias, entre las que se encasilla Reiki, para que se alejen las dudas que he venido desentrañando aquí.

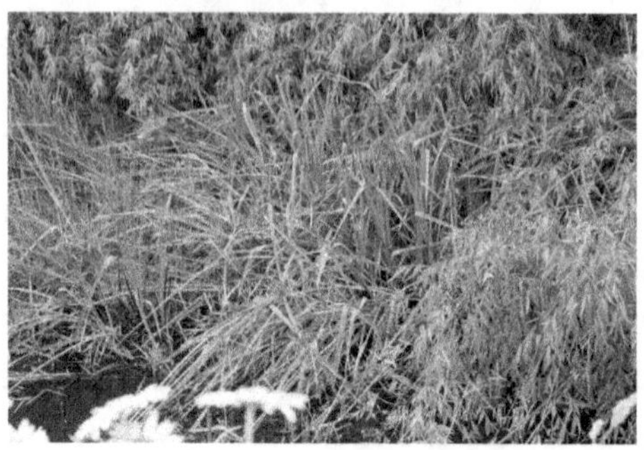

MI VIVENCIA CON REIKI

Junto con las reflexiones que antes realizara en la introducción de estos escritos, les comparto cómo yo llegué a ser un terapeuta de Reiki, para mí esto constituye uno de los misterios del Reiki. ¿Cómo es que después de esa ceremonia de "iniciación", donde el maestro impuso sus manos sobre mí, trazando diversos símbolos, e invocando palabras extrañas, yo efectivamente, desde ese día, pude transformarme en un reikista? ... No lo sé, pero desde ese día yo pude percibir que desde mis manos "fluía" este Reiki y que, además de personas, yo aprendí que puedo imponer las manos sobre animales o cosas, para dejar fluir esta "energía vital".

Estaba muy intrigado con lo que sucedía y veces con resultados verdaderamente increíbles, pude ser testigo de que muchos de mis pacientes alcanzaron un grado importante de relajación y bienestar que le ayudaba en esa búsqueda del bienestar o disminución de las molestias (a veces incluso el dolor) que les aquejaban.

Yo iba quedando cada vez más sorprendido e intrigado con lo que estaba experimentando en esa senda del Reiki. Seguí avanzando al segundo nivel, donde era capaz de hacer Reiki... ¡a distancia! e iba siendo instruido en el manejo de nuevos símbolos Reiki.

Desde que recibí el tercer nivel, seguí creciendo e instruir a otros en el arte de curación mediante Reiki. Pude compartir con otros terapeutas Reiki y un mundo de posibilidades se abría ante mis ojos.

Quise conocer a la maestra que me antecedía en el linaje en The Reiki Alliance, y para mi sorpresa esta maestra, desconoció totalmente mi descendencia y me fue negada la pertenencia a The Reiki Alliance debido a que había una deuda monetaria de por medio... Conocí así un lado oscuro de Reiki y en la medida que quise saber más, fue creciendo mi decepción, al ver cuánto hay de tergiversación, intereses, recelos y debilidades humanas que se desdicen completamente de lo que jamás hubiera imaginado de Reiki.

Desde mi vivencia como cristiano, católico, en permanente proceso de conversión, esta aventura del Reiki me obligó a hacerme preguntas desde la fe en Jesucristo, aun cuando desde un principio se me afirmó que, en Reiki, no tiene mayor importancia cual sea la religión que uno profese, ni las convicciones... sexo, edad, etc. y que nada se contrapone a la práctica de Reiki, en una postura pragmática, que se acomoda fácilmente a la condición de cada uno.

Parecía como algo inocuo entender que Reiki es una terapia donde transmite una energía vital, capaz de vencer distancias, atravesar la seda o el plomo, logrando así equilibrar los desbalances energéticos y así recuperar ese bienestar. Pero ¿qué es esta "energía vital"?

Observando lo que es la sanación o curación, desde la óptica de la revelación cristiana, Jesús sanaba el cuerpo en la integridad de la persona y devolvía no sólo salud, sino que invitaba a la conversión, es decir, Jesús invitaba a volver a la armonía con Dios y el prójimo. Recordemos, por ejemplo, cuando Jesús sana al paralítico Viendo la fe de los amigos del paralítico, que descolgaron su cuerpo por encima del tejado, para ponerlo frente a Jesús, Él primero le dice al paralítico: "Hombre tus pecados te son perdonados" y luego ordena: "Yo te digo, levántate, carga tu camilla y vuelve a tu casa" (Lucas 5: 17-26).

Aquí se ve que la sanación de Jesús es otra "energía"; no es lo mismo que Reiki…

Por el contrario, en la enseñanza de Reiki se ubica a Jesús a la altura de un maestro más, desconciendo la persona única y diferente que cambió la historia que es Jesucristo… de hecho vivimos el años 2022 "Despues de Cristo".

Puede ocurrir durante las sesiones, que algunos incluso invoquen la presencia de otros maestros, en un ambiente casi "panteísta", donde nuevamnete se rebaja a Jesús, desconociendo su condición de ser el Hijo de Dios, que se nos revela como el Salvador relatado en los evangelios, verdad que se acepta o no, como un regalo y con la gracia de Dios, donde la fe en Jesús, el Cristo prometido en la tradición judaica, es una certeza que se contrapone abiertamente en esta visión que ofrece Reiki, en donde a Jesús no se puede comparar con otros "maestros".

Además he constatado, que no se aclara finalmente qué es Reiki, y se le explica como una "energía Vital", distinta a alguna energía que se pueda medir, dejando a Reiki como algo manejado en manos de iniciados (un conocimiento esotérico), según sea el linaje de los "maestros" que lo transmitieron antes.

MI APORTE A REIKI

Con mi compartir hasta aquí expuesto, puedo afirmar que Reiki puede ser una herramienta más para alcanzar ese bienestar tan deseado, desde que sufrimos las consecuencias del mal, me atrevo a asegurar, sabiendo que la verdad prevalece contra toda adversidad, así como el Amor, cualquiera sea el genuino esfuerzo por promover la salud y armonía, que tanta falta nos hace, es necesario darle al Reiki un lugar que se merece, en concordancia con lo que fue la sincera búsqueda del arte de curar, iniciada por Mikao Usui.

El camino se ha ido trazando y son varios los estudios científicos que van sumando conocimiento para darle a Reiki la validez que asegure su permanencia como una terapia eficaz, y no sólo una corriente "de moda" en el manejo de tantas dolencias y males que sacuden a la humanidad.

Esperando surjan más estudios y conocimientos en el fascinante mundo de las terapias complementarias, espero sinceramente que Reiki salga del lugar de pseudociencia que se le ha achacado.

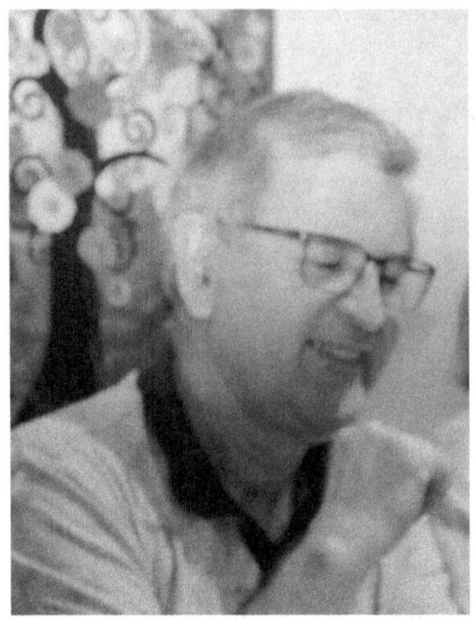